AF305635

NOTICE

SUR LES

EMBAUMEMENTS DES CORPS

PAR

E.-C. ALLORGE, O. ✣, &.,

DOCTEUR EN MÉDECINE, PHARMACIEN CHIMISTE DE PREMIÈRE CLASSE

178, rue Montmartre, au coin du boulevard.

*Ut quam maxime permaneant
diuturna corpora.*

(CICÉRON.)

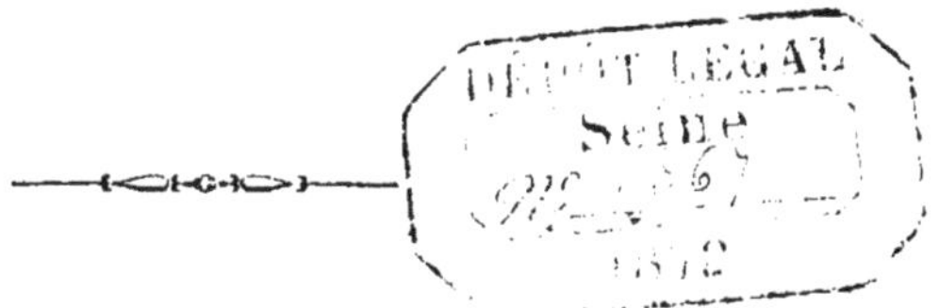

PARIS

TYPOGRAPHIE ET LITHOGRAPHIE RENOU ET MAULDE
144, RUE DE RIVOLI, 144

1872

RENSEIGNEMENTS GRATUITS

Chez le Directeur, 178, rue Montmartre, au coin du boulevard
et rue de
tous les jours, de *sept* heures du matin à *dix* heures du soir, ou
par correspondance. (*Affranchir.*)

Le Directeur met à la disposition de Messieurs ses confrères
qui désireraient faire eux-mêmes les embaumements, les instru-
ments nécessaires ainsi que les liquides conservateurs, etc.

NOTICE

SUR LES

EMBAUMEMENTS DES CORPS

> *Ut quam maxime permaneant*
> *diuturna corpora.*
>
> CICÉRON.

Notre intention n'est pas de faire ici une histoire complète des embaumements, des diverses manières dont on les a opérés chez tous les peuples depuis les temps les plus reculés jusqu'à nos jours (1). Ce travail

---

(1) Il n'existe en ce genre qu'un ouvrage qui laisse beaucoup à désirer tant au point de vue de sa rédaction qu'au point de vue des découvertes nouvelles. C'est l'*Histoire des Embaumements* de feu M. Gannal. Paris, 1835.

ne serait certes pas sans intérêt, mais il exigerait de notre part plus de temps que nous n'en pouvons disposer, et d'ailleurs il ne répondrait pas au but que nous nous proposons. Nous ne voulons, en effet, que donner une idée des embaumements tels qu'ils se pratiquent aujourd'hui, afin que, s'ils sont un jour appelés à rendre à une dépouille aimée une des plus grandes marques sensibles d'un profond attachement, ceux qui auront lu cette Notice puissent, — se la rappelant ou la parcourant à la hâte, — savoir à quel procédé de conservation des corps il est plus sage de s'adresser.

Nous ne voulons, en un mot, que dire ce que c'est qu'embaumer, quelles substances on a employées et l'on emploie encore dans cette opération, enfin indiquer les diverses et la meilleure manière d'embaumer aujourd'hui.

I

Qu'est-ce qu'embaumer ? C'est préparer des cadavres dans l'intention de les préserver de la putréfaction, par conséquent de les mettre en état d'être conservés. C'est de l'usage que l'on faisait de certains baumes dans cette opération qu'est venu le mot « embaumement. »

Rien n'est plus facile à s'expliquer que ces soins de l'homme cherchant à garantir d'une destruction inévitable la demeure d'âmes qui lui furent chères. Si on comprend sans peine l'empressement que nous mettons à conserver les traces d'une civilisation disparue, les travaux d'un grand peuple qui nous a précédés sur le sol que nous habitons, une Vénus de Milo, les toiles d'un Raphaël, les souvenirs d'une amitié qui n'est plus, combien s'explique plus facilement le désir de conserver les restes de ceux à qui le sang, l'admiration ou le cœur nous ont à jamais liés ? Et « puisque la mort moissonne indistinctement les humains, qu'elle ne respecte ni l'amour, ni l'amitié; puisque les liens les plus chers et les plus sacrés sont impitoyablement brisés par elle, n'est-il pas dans la nature des cœurs sensibles de chercher en quelque sorte à éluder une séparation douloureuse, en conservant les restes des personnes qu'ils aimèrent et dont ils furent aimés (1) ?... »

On sait que l'usage des embaumements ne date pas

---

(1) Bory de Saint-Vincent, *Essais sur les Iles fortunées.*

d'hier. Les Hébreux embaumaient leurs morts afin qu'ils se conservassent au moins toute la durée du deuil. Les Grecs embaumaient leurs morts afin qu'ils fussent dans leur forme primitive lors de la cérémonie du Bûcher, cérémonie qui avait souvent lieu plusieurs semaines après le décès. Les Romains embaumaient, eux aussi ; mais nul peuple n'a porté plus loin cet art que le peuple égyptien. « On dirait que l'ancienne Égypte ait craint que la postérité ignorât un jour ce que c'était que la mort et qu'elle ait voulu, à travers les temps, lui faire parvenir des échantillons de cadavres (1). » Conserver les morts était pour la patrie des Pharaons une conséquence de cette croyance religieuse que l'homme ne ressusciterait qu'autant que son âme retrouverait intègre son enveloppe mortelle.

Tout le monde a lu qu'Auguste étant en Égypte, on lui montra le corps d'Alexandre et de Ptolomée, décédés depuis plus de trois siècles, et qu'il fut surpris de voir ces corps dans un parfait état de conservation. Que ne dirait pas l'empereur romain, quel ne serait pas son étonnement si, transporté tout à coup dans nos musées nationaux, il s'arrêtait devant ces momies qui ont forme parfaitement humaine après trois mille ans d'existence ?...

______

(1) Chateaubriand, *Génie du Christianisme.*

— : —

II

Nous avons dit que « embaumer » était mettre les corps à l'abri de la putréfaction ; or, deux causes concourent à détruire la partie animale de l'homme, les insectes et l'action de l'air. Il a donc fallu deux sortes de remèdes.

Contre les insectes, les anciens employèrent d'abord des aromates, des résines, des bitumes, de l'asphalte notamment, divers sels, dissous ou non, parmi lesquels on signale surtout le chlorure de sodium (sel marin). Plus tard on ajouta à ces substances les alcalis, les acides, les alcools, les quinquinas, le camphre, etc., — puis le tannin, les solutions alcooliques ou aqueuses de bichlorure de mercure (sublimé corrosif), de sels arsenicaux, de sels d'alun, de zinc, etc., etc... Toutes ces matières agissaient contre les insectes, les unes comme poisons, les autres par leur odeur.

Contre l'action de l'air, les premiers moyens employés furent des vernis, des bandelettes enduites d'huiles essentielles, goudronneuses ; puis on employa le plâtre et le mercure. On saupoudrait de plâtre les cadavres et on les renfermait dans des sépulcres de même nature (1). Quant au mercure, on en couvrait le corps tout entier où on le fixait avec soin. Ce dernier moyen fut en vigueur surtout au XIVe et au XVe siècle, et l'on peut lire que, lors de la déplorable profanation des tombeaux de Saint-Denis (17 octobre 1793), on trouva dans celui de Charles VII une certaine quantité de mercure doué encore de toute sa fluidité, et que grâce à ce métal, le corps du monarque avait été conservé trois cent trente-deux ans (1461-1793).

On aurait pu trouver d'autre matières conservatrices. Ainsi on aurait pu tirer profit, contre la destruction et la ruine des cadavres, du sédiment que déposent certaines eaux ; par exemple celle du ruisseau de Saint-Allyre, en Auvergne (2); on aurait dû utiliser certains

---

(1) Le plâtre doit sa vertu conservatrice à son extrême avidité pour l'eau.

(2) Ces eaux sont appelées par les chimistes « eaux incrustantes. » Voici comment en parle M. Wurtz, le savant doyen actuel de l'École de médecine de Paris :

« Le carbonate de chaux, que l'on considère comme un élément utile plutôt que nuisible lorsqu'il est dissous en petite quantité dans les eaux à la faveur de l'acide carbonique, peut leur communiquer de fâcheuses qualités lorsqu'il y est dissous en trop forte proportion. Quand l'excès d'acide carbonique se dégage dans une pareille eau, le carbonate de chaux, moins soluble que le bicarbonate, se dépose à l'état solide. Souvent ce dégage-

terrains, tels que ceux de quelque partie du territoire de Toulouse ou de l'emplacement sur lequel s'élève la tour de l'église Saint-Michel, à Bordeaux, etc., terrains dans lesquels des cadavres non embaumés restent dans un admirable état de conservation depuis plusieurs centaines d'années !

---

ment s'effectue par suite d'une diminution de pression lorsque l'eau, qui s'est saturée d'acide carbonique dans le sein de la terre, à une pression supérieure à celle de l'atmosphère, vient sourdre à la surface du sol. L'agitation qu'éprouvent ces eaux de source en bouillonnant dans un lit fortement incliné contribue aussi au dégagement de l'acide carbonique, soit en rompant cet état d'équilibre instable qu'on nomme sursaturation, soit en favorisant les échanges de gaz entre l'eau et l'atmosphère. C'est ainsi que se forment les « incrustations » que déposent dans leur lit naturel ou dans leurs tuyaux de conduite les eaux calcaires et carbonatées, qu'on appelle pour cette raison « eaux incrustantes. »

C'est de la propriété qu'ont ces eaux de recouvrir les objets qu'on y plonge d'une croûte uniforme et solide de carbonate de chaux cristallisé que l'on aurait pu — croyons-nous — retirer quelque profit dans les embaumements.

III

Quels sont les divers modes d'embaumement recommandés et pratiqués de nos jours ?

Cette question est la principale que nous ayons à traiter dans cette courte Notice. Nos lecteurs savaient peut-être ce qui précéde avant que nous leur disions, mais peu, — nous l'affirmons sans crainte, — ont une idée précise de ce que nous allons exposer le plus simplement et le plus brièvement possible.

Les procédés d'embaumement sont de deux sortes : les procédés par les aromates ou les astringents après extraction des organes du cerveau, de la poitrine et du ventre ; les procédés par injection d'un certain liquide dans les artères du sujet que l'on veut conserver.

1° *Procédés par les aromates ou les astringents après
extraction des organes du cerveau, de la poitrine
et du ventre :*

PREMIER PROCÉDÉ (1)

Avant de commencer cette opération, il faut se procurer les objets suivants : de l'alcool saturé de camphre, du vinaigre camphré, un vernis composé avec
les baumes du Pérou et de copahu, le styrax liquide,
les huiles de muscade, de lavande, de thym, etc., de
l'alcool saturé de protochlorure de mercure, une poudre composée de tan, de sel décrépité, de quinquina,
de cascarille, de cannelle, de menthe, de benjoin, de
castoréum, de bitume de Judée, etc. Toutes ces substances mêlées et réduites en poudre très-fine sont
arrosées d'huiles essentielles....

Ces précautions prises, on procède à l'opération de
la manière suivante:

De grandes incisions mettent à découvert les orga-

---

(1) Nous le décrivons d'après le *Dictionnaire de médecine*, édité
par Béchet en 1835.

nes de la poitrine et du ventre dont on fait l'extraction. On enlève ie cerveau après avoir incisé les
téguments et scié circulairement les os du crâne ; on
pratique des incisions profondes et multipliées sur les
viscères. Si on veut conserver le tube intestinal, il
faut le fendre dans toute sa longueur, laver le tout à
grande eau et l'exprimer, laver une seconde fois avec
du vinaigre camphré, et enfin avec de l'alcool également
ment camphré. Les viscères, ainsi lotionnés, sont rou-
lés dans la poudre composée dont nous avons parlé
plus haut. On pratique ensuite des incisions multipliées
sur les surfaces internes des grandes cavités et sur le
trajet des extrémités ; on a le soin de suivre la direc-
tion des muscles ; on lave toutes ces parties et on
les exprime avec soin. Aux lotions simples on fait succéder celles de vinaigre et d'alcool camphré ; un pin-
ceau chargé de la solution alcoolique de protochlorure
de mercure parcourt toutes les régions où l'on a pra-
tiqué des incisions. Bientôt après on applique une
couche de vernis, non-seulement sur les parties inci-
sées, mais encore sur toute la face interne des cavités.
Lorsque ces surfaces sont vernies, on les couvre immédiatement avec une certaine quantité de poudre. Chaque
viscère étant remis à sa place, on ajoute autant de
poudre qu'il en faut pour combler les vides ; on recoud
les téguments en prenant l'essentielle précaution de
vernir et de saupoudrer la face interne de ceux qui

doivent être réappliqués sur les os. Lorsque les cavités sont enfermées, on applique une couche de vernis sur les incisions extérieures et on les remplit de poudre ; on vernit de même et on couvre immédiatement de poudre toute la surface de la peau. Des bandes sont ensuite appliquées méthodiquement sur toutes les régions ; on vernit et on saupoudre le premier bandage ; enfin, on en applique un second, que l'on a soin de vernir aussi. On achève l'opération en plaçant le corps dans un cercueil de plomb, dont on remplit les vides avec ce qui reste de poudre et dont on fait parfaitement souder le couvercle.

Si le cœur doit être conservé à part, on l'isole des parties environnantes, en laissant un petit bout des troncs artériels et veineux : après avoir fait sortir tout le sang que cet organe contient, on le fait tremper pendant quelques jours dans une solution alcoolique de bichlorure de mercure (sublimé corrosif), ou pendant quelques semaines dans un mélange de térébenthine et d'alcool ; on le remplit ensuite, tantôt avec des poudres aromatiques et résineuses imprégnées d'alcool, tantôt avec du coton imbibé d'un mélange d'alcool, de baume du Pérou et d'huile de lavande ; quelquefois on se borne à introduire dans ses cavités une matière à injection solide. Lorsqu'il est sec, on le vernit et on le dépose dans une capsule de plomb.

DEUXIÈME PROCÉDÉ

M. Chaussier et plus tard M. Boudet ont essayé de modifier le mode de conservation des corps dont nous venons de donner la description. Voici le résultat de leurs travaux :

« On enlève le cerveau et tous les viscères que l'on abandonne ou que l'on conserve à part, et on remplit les cavités d'étoupes sèches assez fortement tassées pour qu'elles puissent empêcher les parois de s'affaisser; on ferme les incisions par des sutures, en ayant soin, pendant la durée des opérations, de plonger de temps à autre le corps dans un bain d'alcool chargé de sublimé. Cela fait, on place le corps dans une baignoire en bois assez remplie d'eau distillée saturée de sublimé, pour qu'il en soit entièrement recouvert, en y tenant des sachets remplis de chlorure en poudre, afin d'entretenir la saturation du liquide ; on l'y laisse séjourner *environ trois mois*, et au bout de ce temps on suspend le cadavre sur des bandes en toile, jusqu'à dessiccation complète, dans un lieu aéré (1). »

---

(1) M. Dorvault, *Officine*.

2° *Procédés par injections artérielles.*

Procédé de feu M. Gannal.

Berzélius avait dit que si on injectait du vinaigre de
bois en quantité suffisante dans les corps et si on les
soumettait à l'action de bains de sublimé corrosif, on
parviendrait ainsi à les conserver plus facilement et
mieux qu'on ne l'avait fait jusqu'à lui. C'est peut-être
cette pensée de l'illustre chimiste qui inspira à M. Gannal son mode d'embaumement par injection. Quoi qu'il
en soit, parlons de son procédé et laissons M. Gannal
lui-même nous dire comment il fut mené à le dé-
couvrir.

« Dans nos travaux de chimie appliquée, dit-il (1),
j'ai souvent été à même de constater, en pratique, que
la chair musculaire, parfaitement isolée, se dessèche
facilement. Lorsqu'elle est mêlée à de la *géline* (2),
elle éprouve, au contraire, facilement la fermentation
putride. La géline est la matière animale qui, toutes

---

(1) M. Gannal, *Histoire des Embaumements*, 1835.
(2) Feu M. Gannal désigne sous ce nom la matière préexistante
dans tous les tissus animaux, matière qui sous l'influence pro-
longée de l'eau bouillante, se convertit en *gélatine.*

circonstances égales d'ailleurs, se putréfie la première,
et qui, formant les organes d'un animal, éprouve une
altération d'autant plus prompte que la quantité d'eau
est plus considérable. Toutes les fois qu'on parviendra
donc à préserver de putréfaction cette partie animale,
on disposera les autres parties à la dessiccation. C'est
à cette conclusion que j'ai été conduit par mes re-
cherches.

« Pour trouver un moyen de conserver les cadavres
et, en général, les matières animales, il était essentiel
d'examiner l'action des substances chimiques aux-
quelles on peut supposer des propriétés qui produisent
sur les parties constituantes de ces matières une action
immédiate ; il fallait aussi qu'on pût se les procurer
facilement. . . . »

Et l'auteur des lignes qu'on vient de lire s'adressa
d'abord à l'acide arsénieux qui lui donna de bons résultats mais qui fut proscrit par la loi, puis à l'acide acé-
tique qui conservait les matières animales mais en les
desséchant trop, puis encore à d'autres sels à bases
métalliques, sels de cuivre, d'alumine, etc., au tannin
et à l'acide gallique, à la créosote et au phosphate de
chaux, etc., et « de toutes les substances qui m'ont
donné des résultats satisfaisants, dit feu M. Gannal,
les sels alumineux déliquescents doivent avoir la préférence. L'acétate et le clorure d'alumine m'ont par-

faitement réussi. Enfin, le mélange, à parties égales, de chlorure d'aluminium à 20 degrés et d'acétate d'alumine à 10 degrés peut être considéré, employé en injections, comme un des bons moyens que nous possédons aujourd'hui pour la conservation des cadavres (1). » On verra bientôt que M. Gannal abandonna ce mélange pour un ou plusieurs autres dont nous indiquerons la meilleure formule.

Il est temps de dire que tout ce qui précède s'applique seulement à la conservation des matières animales en général. L'auteur du procédé que nous étudions pensa — et nous sommes bien loin de lui en faire un reproche — qu'après avoir donné à la science ce qu'il croyait pouvoir l'intéresser, il lui était permis de garder un secret dont il voulait tirer profit. Nous sommes loin, disons-nous, de blâmer M. Gannal de sa réserve, parce qu'il nous paraît juste que le savant, comme le laboureur, récolte ce qu'il a semé avec peine et souvent au prix de nombreux et lourds sacrifices. Mais, depuis 1835, bien du temps s'est écoulé, et, la science aidant la curiosité, on a cherché à connaître et on a découvert nombre de choses que on s'efforçait de cacher. Le secret de feu M. Gannal a eu le sort commun. Voici, en effet, d'après un auteur connu et

---

(1) Feu M. Gannal, *Histoire des Embaumements.*

digne de foi, auteur dont tous les chimistes connaissent l'ouvrage, le système de **M.** Gannal :

A l'aide d'une seringue spéciale on injecte dans les cadavres par l'artère carotide un soluté aqueux d'acétate d'alumine marquant un certain degré à l'aréomètre de Baumé. A cette injection on fait succéder, durant deux ou trois jours, une macération du cadavre tout entier dans un soluté salin analogue.

Nous avons dit que M. Gannal avait changé quelquefois la composition de son liquide. Il employa, en effet, outre la solution d'acétate d'alumine et autres, une liqueur composée ainsi que suit :

Sel commun............	1.000	grammes.
Alun.................	1.000	—
Nitrate de potasse......	500	—
Eau.................	20.000	—

Il fallait faire entrer le plus possible de ce mélange dans le corps.

Autres procédés.

Les autres modes d'embaumements découverts depuis M. Gannal procèdent de la même façon. C'est toujours, en effet, des injections par la carotide et une macération du sujet dans un bain déterminé. La différence consiste dans les liquides dont on fait usage.

1° M. Sucquet, — en 1850, si notre mémoire est fidèle — exposa sous les yeux d'une commission compétente diverses pièces anatomiques conservées à l'aide d'injections au chlorure de zinc (1).

Ces pièces comparées à d'autres présentées concuremment par M. Gannal, furent reconnues dans un plus parfait état de conservation et valurent — pour cela — à leur préparateur une préférence justement méritée (2).

2° Plustard (il y a de cela quelques années seulement), un savant Italien, M. Franconi, remplaça le liquide Gannal et le liquide Sucquet par un autre liquide à base de sulfate de zinc. Il faut croire que la découverte de ce liquide est un progrès, puisqu'il résulte d'un rapport signé par les professeurs d'anatomie et

---

(1) On obtient le chlorure de zinc en dissolvant du zinc laminé dans de l'acide chlorhydrique et en évaporant la dissolution. Lorsque l'eau s'est dégagée, le sel entre en fusion ; il suffit alors de le couler sur des plaques de faïence.

Ce sel se dissout dans l'eau et dans l'alcool. Avec ce dernier il peut former des combinaisons cristallisables, propriété dont — croyons-nous — on pourrait retirer quelques avantages pour l'art d'embaumer.

(2) Nous passons sous silence le liquide arsénical de M. Franchina, de Naples, et le soluté du chimiste anglais, M. Goadby; le premier est proscrit en France, le second n'offre rien d'intéressant.

des chirurgiens de Gênes, que ce liquide est éminemment supérieur aux autres, pour conserver les *cadavres entiers*, et que son inaltérabilité, même sous l'action continue du soleil et de l'air, son emploi pour empêcher la décomposition des tissus mis à découvert et son avantage pour renforcer les tissus, le rendent de beaucoup préférable aux autres préparations.

Tels sont les divers procédés de momification recommandés et pratiqués aujourd'hui. Afin ne de pas être accusé de partialité, nous avons parlé des travaux de nos confrères d'après les ouvrages les plus autorisés. Il ne nous reste plus qu'à dire très-brièvement notre opinion sur chacun de ces procédés ; c'est par là que nous terminerons cette Notice.

———

CONCLUSION

1° Les modes d'embaumements qui consistent à extraire les viscères, le cerveau et le cœur, et à remplir les cavités de matières plus ou moins conservatrices, sont — qu'on nous pardonne le mot — de purs *empaillements*, pas autre chose. Or, il répugne de conserver des dépouilles chères ou vénérées, au prix de mutilations pareilles, d'incisions aussi profondes et aussi multipliées, de fracture de crânes, etc.... Il faut proscrire une si déplorable manière de respecter les morts !

2° Dieu nous garde d'amoindrir la part de gloire qui revient à feu M. Gannal ! Que M. Gannal se soit inspiré ou non de l'idée de Berzélius, il n'en est pas moins vrai que c'est lui qui a donné les premiers coups aux procédés iniques dont nous venons de parler (1), et que le premier, il a mis en usage les injections artérielles dans l'art des embaumements.

Cependant il ne nous est pas possible de ne pas nous rappeler le rapport de la commission, qui, chargée d'examiner et de juger les travaux de M. Gannal et ceux de M. Sucquet, donna le prix à ce dernier, à cause de l'excellence de son liquide, pour la conservation des matières animales.

3° Quoi qu'en disent les médecins de Gênes, le soluté de M. Franconi ne peut être préféré à celui de M. Sucquet. Pourtant celui-ci laisse beaucoup à désirer ! Pour un praticien attentif il y avait de nombreux et sérieux perfectionnements à apporter, soit dans la préparation du liquide, soit dans l'injection de ce liquide dans les artères, etc...

Or (qu'on nous permette de parler de nous en terminant cette étude), nous croyons avoir découvert ces perfectionnements. Grâce aux travaux de la chimie moderne, à une pratique déjà assez longue, à de nombreuses expériences, soit sur des pièces anatomiques, soit sur des animaux, et surtout aux conseils d'un homme dont la science n'est égalée que par une étonnante

---

(1) Et qu'on ne croie pas ces procédés d'un autre âge ! On nous citait tout à l'heure une dame, morte l'année dernière et embaumée de cette façon-là.

modestie (1), nous pensons avoir porté à son plus haut point de perfection le procédé de M. Sucquet. Nous ne voulons pas dire, cependant, que nous ayons atteint les colonnes d'Hercule en matière d'embaumement. Qui sait où s'arrèteront les découvertes de la science !

Nous voulons seulement affirmer que de tous les procédés de momification recommandés et pratiqués de nos jours, celui de M. Sucquet, tel que nous l'avons modifié nous-même, offre le plus de garantie.

Nous nous estimons heureux si, par les quelques renseignements que nous venons de donner et cette dernière déclaration, nous pouvons apporter quelque consolation aux familles qui pleurent un de leurs membres !

P. S. Un grand nombre d'expériences ont été faites par nous dans des amphithéâtres de dissection et dans les hôpitaux, on a constaté la supériorité de nos embaumements sur les corps.

Les certificats des chefs de services de ces établissements, attestant le succès et la durée de nos embaumements, sont déposés dans nos mains, etc., etc.

---

(1) M. le docteur Guyon, membre correspondant de l'Institut Académie des sciences), ancien inspecteur de santé aux armées, commandeur de la Légion d'honneur, etc., etc.; etc.

EMBAUMEMENTS DES CORPS

Quatre procédés sont employés pour l'embaumement :

1° Embaumement complet par incision et par injections. — Procédé qui a pour but de conserver indéfiniment les corps.

2° Embaumement simple par incision et par injections. — Procédé employé exclusivement pour le transport lointain des corps (approuvé par l'Académie de médecine).

3° Embaumement sans incision et sans injections. — Par ce procédé qui consiste à déposer les sujets dans, un lit de substances aromatiques et conservatrices, les corps ne subissent aucune décomposition et se conservent indéfiniment.

4° Embaumement sans incision ni mutilation du corps. — Il consiste à introduire par la bouche, avec une sonde œsophagienne, un liquide conservateur dans l'estomac et un baume imprégné de ce même liquide répandu autour du corps. Procédé simple et peu dispendieux qui sera toujours adopté par les personnes désireuses de conserver les corps qui leur sont chers.

Nota. — Les familles qui désirent faire embaumer sont priées de faire prévenir immédiatement après le décès de la personne, afin d'éviter toute putréfaction du corps et de donner le temps de remplir toutes les formalités d'usage.

Noms des principaux personnages embaumés par nous et par ces différents procédés, tant en France qu'à l'Etranger.

S. E. M. le duc de Cadore.

Mme la duchesse de Cadore.

Mme la duchesse de la Renardière.

M. le marquis de Caillard.

Mme de Bassère.

M. Hanicle, chanoine honoraire, curé de la paroisse de Saint-Séverin.

Mme veuve Arthus.

Mme de Strabaken.

M. le comte de Mollard.

M. de Maulikin.

M. Maunoury fils.

M. de Winsac.

M. de Keine.

M. de Siméon.

M. de Mouriat.

M. Donalson Lowry (Grand-Hôtel).

M. de Laroche.

Mme Froment.

Mme de Bonhoure.

Mme Chanlot, etc., etc.

PARIS. — IMPRIMERIE RENOU ET MAULDE, RUE DE RIVOLI, 144.   21118